ALIMENTACIÓN Y EJERCICIO EN LA ENFERMEDAD CARDIOVASCULAR
Una guía para las personas que quieren cuidarse

Luz Martínez González

Salvador Montalbán Larrea

Copyright © 2017 Martínez. Montalbán

All rights reserved.

ISBN: 978-1973836537

A Kelly, por ser la mejor.

CONTENIDOS

1. El Sistema Cardiovascular — 7
2. La Alimentación en la Enfermedad Cardiovascular — 8
3. El Ejercicio en la Enfermedad Cardiovascular — 26
4. Sobre los Autores — 31

EL SISTEMA CARDIOVASCULAR

El sistema cardiovascular es el encargado de que **llegue sangre a todo el organismo**. Está formado por:

- ✓ El **corazón**, que bombea la sangre

- ✓ Las **arterias**, que llevan la sangre desde el corazón a los tejidos

- ✓ Las **venas**, que recogen la sangre desde los tejidos para devolverla al corazón

¿Qué es la enfermedad cardiovascular?

La enfermedad cardiovascular se produce cuando las arterias se obstruyen y dejan de llevar correctamente la sangre a los tejidos. Es parecido a cuando se atasca una tubería, la zona de más allá del atasco no va a recibir agua, pues en el cuerpo pasa lo mismo, si se "atasca" (en este caso se dice obstruye) una arteria, la sangre no va a llegar a los tejidos de más allá de la obstrucción y, evidentemente, esos tejidos van a ir muriendo por la falta de riego sanguíneo.

Tenemos dos tipos de obstrucciones:

- <u>Crónica</u>: es la que se va produciendo **poco a poco** durante mucho tiempo, en este caso, el tejido va sufriendo porque le llega menos sangre, pero no deja de llegarle del todo. El problema viene en las situaciones en las que el tejido necesita un **aporte extra de sangre** (por ejemplo, el músculo cuando hacemos ejercicio), en esos casos, si se necesita el 120% de riego sanguíneo y la arteria solo nos puede aportar el 60%, el tejido sufre, provocándonos dolor, un dolor que mejora cuando hacemos que ese tejido vuelva al reposo.

- <u>Aguda</u>: ocurre **de repente** y suele ser más grave que la crónica, mientras que en la anterior la arteria se va obstruyendo poco a poco, en este caso el 100% de la arteria se cierra de golpe, provocando que no llegue nada de sangre al tejido y que éste, si no se pone remedio rápidamente, muera.

La enfermedad cardiovascular puede atacar a cualquier arteria del cuerpo y obstruirla, sin embargo, tiene especial predilección por las arterias que riegan:

- ✓ El corazón, produciendo infarto (si es obstrucción aguda) o angina (si es obstrucción crónica).

- ✓ El cerebro, provocando la enfermedad cerebrovascular o ictus.

- ✓ Las piernas, produciendo la enfermedad arterial periférica.

- ✓ Los riñones, provocando que éstos fallen.

¿Y qué es lo que obstruye las arterias?

Las conocidas como **"placas de ateroma"**, que salen en los anuncios de la televisión. Estas placas se producen por el depósito de colesterol en las paredes arteriales, que va cerrando poco a poco la arteria. Pero, aunque las placas de ateroma estén fabricadas de colesterol, no es solo el colesterol el que las provoca, los encargados de provocarlas y hacer que empeoren son los famosos **"factores de riesgo cardiovascular"**.

Ahora sí:

¿Qué son los factores de riesgo cardiovascular?

Básicamente, son los factores responsables de provocar la enfermedad cardiovascular y, evidentemente, a más factores presentes en una persona, mayor es el riesgo de obstrucción de las arterias y mayor es el riesgo de que ocurra a una edad más temprana. Los vamos a dividir en 2 grupos:

1. **A los que no les podemos poner solución:**

Afortunadamente, este es el grupo menos concurrido y está formado por tres:

- La edad: cuantos más años, nuestras arterias están más delicadas y están más susceptibles a dañarse, por otra parte, nuestros tejidos también aguantan menos la falta de llegada de sangre, además de que llevamos más años expuestos al resto de factores.

- Los antecedentes familiares: como comentábamos en el capítulo anterior, toda enfermedad tiene un sustrato genético y, por lo menos por ahora, no podemos cambiarlo. Por tanto, una persona que en su familia tiene muchos antecedentes de infartos o de ictus, será porque hay algún componente genético que hace que esa familia tenga más predisposición de lo normal.

- El sexo: por lo general, los hombres tienen más riesgo cardiovascular que las mujeres, esto se debe a que las hormonas femeninas actúan como protectoras, sin embargo, cuando las mujeres llegan a la **menopausia**, el riesgo se iguala al de los hombres e, incluso, puede superarlo.

2. **A los que les podemos poner solución:**

Este es el grupo que más nos interesa, porque será en el que nos centraremos a la hora de poner tratamientos. En este grupo encontramos:

- <u>La diabetes</u>: la diabetes mellitus o diabetes a secas es una enfermedad producida por un **exceso de glucosa (azúcar) en la sangre**, este azúcar puede ir a distintos órganos del cuerpo y dañarlos.
- <u>La hipertensión arterial</u>: al aumentar la tensión, las arterias se vuelven más rígidas, lo que hace que haya más dificultad para que la sangre fluya por ellas.
- <u>El colesterol alto (hipercolesterolemia)</u>: en este punto debemos diferenciar entre el colesterol bueno y el malo, ya que son totalmente contrarios. El **colesterol bueno** o **HDL colesterol** (el nombre que aparece en el análisis) es el que va a las placas de ateroma de las arterias e intenta limpiarlas, recogiendo partículas de colesterol y llevándolas al hígado para que se eliminen (el barrendero), mientras que el **colesterol malo** o **LDL colesterol** es el que lleva las partículas de colesterol a las arterias para que se depositen y hagan que crezca la placa de ateroma (el que tira papeles por la calle).
- <u>Los triglicéridos altos (hipertrigliceridemia)</u>: los triglicéridos son las grasas de la sangre y, tenerlas altas, evidentemente va a perjudicar a nuestras arterias.

- El tabaquismo: siempre se ha dicho que el tabaco es uno de los principales enemigos de las arterias, sobre todo de las de las piernas. Hay que saber que cada cigarro cuenta, es decir, las personas que fuman poco (2-5 cigarros al día) también se ven perjudicadas. También conviene saber que, desde que una persona deja el tabaco hasta que sus arterias se recuperan de que haya fumado pasan **más de 10 años**.

- La obesidad: el exceso de grasa, que suele ser el factor que pone en común al resto: es raro ver una persona delgada que tenga hipertensión e hipercolesterolemia, pero a nadie le extraña que alguien obeso sea hipertenso, diabético y tenga el colesterol alto. Dentro de los tipos de obesidad, la más peligrosa es la **abdominal** (la barriga cervecera, para entendernos), que suele ser más común en los hombres y las mujeres después de la menopausia. Esto es así porque la tendencia a coger la grasa en muslos y glúteos de las mujeres viene determinada por las hormonas femeninas y, tras la menopausia, cuando se pierden estas hormonas, también se pierde esa tendencia y la grasa se va a la barriga.

- El sedentarismo (no hacer ejercicio): en el capítulo 3 se explican todas las ventajas de la realización de ejercicio físico regular. Se conoce que las personas que no hacen ejercicio de manera regular, no solo tienden a tener más peso, sino que, además, tienen un mayor riesgo cardiovascular.

- Otros: como tener el ácido úrico alto (hiperuricemia), el abuso del alcohol, el consumo de drogas, el estrés psicológico.

Como ya hemos dicho, es importante conocer que **cada factor de riesgo suma**, es decir, una persona que solamente es hipertensa, tiene menos riesgo que una persona que es hipertensa y obesa.

¿Cómo se puede prevenir la enfermedad cardiovascular?

La respuesta a esta pregunta es muy fácil: cuidando la alimentación y haciendo ejercicio físico de manera regular, además de evitando el estrés psicológico, durmiendo bien y no fumando. El problema viene cuando hay que ponerlo en práctica, por lo que vamos a desarrollar los dos primeros puntos para que no queden dudas de cómo llevarlos a cabo.

LA ALIMENTACIÓN EN LA ENFERMEDAD CARDIOVASCULAR

Antes de entrar en materia, merece la pena resaltar que lo que se cuenta en este capítulo, sirve tanto para **tratar** los factores de riesgo cardiovascular, como para **prevenir** que aparezcan. Por tanto, debe quedar claro desde el primer momento que:

> EL PRINCIPAL TRATAMIENTO DE LOS FACTORES DE DRIESGO CARDIOVASCULAR ES **CUIDAR LA ALIMENTACIÓN** Y **HACER EJERCICIO FÍSICO** DE MANERA REGULAR

Antes de saber qué comer, deberíamos preguntarnos:

¿De qué están hechos los alimentos?

Los alimentos tienen dos componentes principales:

- ✓ Los macronutrientes: los que aportan **energía** (calorías) y **sustrato** para formar nuestros tejidos.
- ✓ Los micronutrientes: los que ayudan a que se desempeñen las funciones corporales.

Vamos a verlos por separado:

Macronutrientes

✓ Proteínas

Su principal función es la de "**construir**" los tejidos de nuestro organismo (podríamos decir que las proteínas son los ladrillos, el hormigón, las vigas, etc. al fabricar una casa).

Están en muchos alimentos, pero sobre todo en la carne, el pescado, los huevos, algunas plantas como la soja y las legumbres.

✓ Grasas o lípidos:

La grasa tiene muchas funciones en el cuerpo humano, además de ser una parte importante de las células y fabricar algunas hormonas, sirve como **almacén de energía**. Existen 3 tipos de grasas:

- Saturadas: cuando llegan al cuerpo, éste las transforma en colesterol y van a depositarse en las arterias, por lo que, debemos evitarlas en la medida de lo posible. Las grasas saturadas se encuentran en las mantequillas, en los quesos curados y en los aceites de coco y palma, entre otros alimentos.
- Poliinsaturadas: son las conocidas como omega 3 y omega 6, que ayudan a reducir el colesterol malo. Las grasas poliinsaturadas las encontramos, sobre todo, en los frutos secos, en los pescados azules (atún, caballa, salmón, sardinas, etc.) y en el aceite de girasol.
- Monoinsaturadas: estas son las mejores, ya que, no solo reducen el colesterol malo, como las poliinsaturadas, sino que, además, ayudan a aumentar el colesterol bueno. Las grasas monoinsaturadas están en el aceite de oliva, sin duda, el mejor aceite que podemos consumir.
- Colesterol: el colesterol es una grasa, pero independiente de las otras tres. El colesterol que tenemos en la sangre viene tanto de la dieta como de la fabricación propia del cuerpo, pero el único que nosotros podemos controlar es el que comemos. El colesterol está en la nata, la mantequilla y los lácteos enteros, entre otros.

Ahora que conocemos los distintos tipos de grasas es importante hacer dos anotaciones: la primera es que, en realidad, los alimentos que contienen grasas suelen contener de los tres tipos, la clasificación que hemos hecho se refiere a la grasa que predomina en cada alimento. La segunda, y muy importante, **debemos ser capaces de distinguir entre sano y bajo en calorías:**

> El **aceite de oliva** es un alimento muy sano, pero tiene muchas calorías, por lo que puede ayudarnos a mejorar el colesterol en sangre peso se debe tomar con precaución cuando intentamos perder peso

✓ Hidratos de carbono o azúcares

Su función es la de proporcionarnos **energía**. Los hidratos de carbono son fundamentales para el cuerpo humano, ya que hay órganos de nuestro cuerpo, como el cerebro, que **solamente pueden alimentarse de hidratos de carbono**.

Debemos distinguir entre dos tipos de hidratos de carbono:

- Simples o azúcares: se llaman simples porque están formados por una o dos moléculas de glucosa, así, cuando llegan al intestino, al ser tan pequeños, se cuelan rápido por sus paredes y se absorben muy deprisa, llegando pronto a la sangre y **subiendo los niveles de azúcar en la sangre mucho y muy rápido**. Por todo esto, los azúcares simples deben **evitarse** en la medida de lo posible. Los podemos encontrar en el azúcar de mesa, la miel, el chocolate, los dulces, los zumos envasados y los refrescos.

- <u>Complejos:</u> estos hidratos están formados por larguísimas cadenas de moléculas de glucosa, que, al llegar al intestino, se van soltando poco a poco unas de otras, por lo que se absorben más lentamente que los azúcares simples y, que antes de que lleguen todas a la sangre, el cuerpo ya haya tenido tiempo de ir asimilando las anteriores (fuerzan menos el páncreas). Los hidratos de carbono complejos son los que **debemos elegir siempre**, frente a los simples, y se encuentran en el pan y las harinas, los cereales, los lácteos, la pasta, el arroz, las legumbres, las patatas, las frutas y las verduras (éstas contienen menor cantidad). Hay que tener en cuenta que de los alimentos anteriores, si tienen una versión integral, ésta siempre tendrá más cantidad de hidratos de carbono complejos (arroz integral, pan integral, pasta integral).

Además, dentro de los hidratos deberíamos incluir la fibra. La fibra es un poco especial, ya que está formada por hidratos de carbono que nuestro cuerpo **no puede absorber** y, al no poder absorber la fibra, ésta nos ayuda a aumentar el volumen del bolo defecatorio y prevenir el estreñimiento. La fibra se encuentra fundamentalmente en los alimentos integrales, en algunas semillas (como la de plantago), en las frutas, en las verduras y en las legumbres.

Micronutrientes

Son las **vitaminas** y **minerales**, que están en casi todos los alimentos. Cada tipo de alimento contiene uno o varios tipos determinados de vitaminas y minerales, lo que nos obliga a llevar una **dieta variada**, para no tener carencias. Así, por ejemplo, el ácido fólico o vitamina B9 se encuentra en las verduras de hoja verde, mientras que la vitamina D está fundamentalmente en los lácteos y la vitamina B12 o cobalamina en las carnes.

Llegados a este punto, debemos tener claro:

1. Existen tres macronutrientes principales: las proteínas, las grasas y los hidratos de carbono.
2. Aunque hay alimentos que están compuestos únicamente por uno de los anteriores grupos (como el aceite de oliva, que es pura grasa), **la mayoría de contiene algo de los tres grupos**, aunque en distintas proporciones (por ejemplo, el pan es fundamentalmente hidratos de carbono, pero también lleva algo de proteínas y algo de grasas). Por esto es importante pararse a mirar la etiqueta nutricional de los alimentos que compramos procesados, ya que nos ofrece mucha información.
3. De las grasas, debemos elegir, preferiblemente, las **monoinsaturadas** o las poliinsaturadas frente a las saturadas.
4. De los hidratos de carbono, los mejores son los **complejos** y, si son productos integrales, mejor (que, además, llevan fibra).
5. Debemos tener una **alimentación variada** y comer de todo para evitar que nos falten vitaminas y minerales

¿En qué proporción hay que tomar los distintos macronutrientes?

La Organización Mundial de la Salud recomienda las siguientes proporciones:

- ✓ Hidratos de carbono: 50%
    - o De los cuales azúcares: menos del 10%
- ✓ Grasas: 30%
    - o De las cuales: 50% de monoinsaturadas, 25% de poliinsaturadas y 25% de saturadas (aunque debemos intentar reducir más las saturadas a favor de las otras dos)
- ✓ Colesterol: menos de 250 mg al día
- ✓ Proteínas: 15%
- ✓ Sal: 10 gramos o menos al día (el equivalente a **1 cucharadita de postre**). Debe sustituirse por especias para condimentar las comidas, sobre todo en las personas con la tensión alta.

¿Cómo se lee una etiqueta nutricional?

En la etiqueta siempre tenemos dos apartados:

1. <u>La información de los nutrientes</u>, en la que debe poner qué proporción de hidratos de carbono, de grasas y de proteínas tiene el alimento, también suele poner la proporción de sal y,

dentro de los hidratos de carbono los que son azúcares y dentro de las grasas, las que son saturadas. Esta información viene por 100 gramos y por la unidad de medida habitual del producto.

Vamos a ver algún ejemplo sacado de etiquetas reales:

	Valores por 100 gramos	Valores por galleta (12,5 gramos)
Energía	475 kcal (calorías)	75 kcal
Proteínas	7,5 gramos	1,2 gramos
Hidratos de carbono	63,5 gramos	10 gramos
De los cuales: azúcares	17,1 gramos	2,7 gramos
Grasas	21,2 gramos	3,3 gramos
De las cuales: saturadas	10,8 gramos	1,7 gramos
Fibra	3,7 gramos	0,6 gramos
Sodio	0,52 gramos	0,1 gramos

Esta etiqueta es de unas galletas, por lo que nos indica la información por 100 gramos y por galleta. En este caso, podemos ver que contiene muchos hidratos de carbono, aunque la proporción de azúcares no es muy alta. Sin embargo, si nos vamos a las grasas, vemos como casi la mitad son saturadas. En cuanto al sodio, es la manera que tienen de llamar a la sal (que es cloruro sódico), si antes hemos dicho que se deben consumir menos de 10 gramos de sal al día, de sodio serán 5 gramos o menos al día.

| | Por 100 gramos | Por 1 barrita (20 |

		gramos)
Energía	557 kcal (calorías)	111 kcal
Hidratos de carbono	58,9 gramos	11,8 gramos
De los cuales: azúcares	44,5 gramos	8,9 gramos
Grasas	33,6 gramos	6,7 gramos
De las cuales: saturadas	21,3 gramos	4,3 gramos
Fibra	1,4 gramos	0,3 gramos
Sodio	0,09 gramos	0,02 gramos

Esta etiqueta es de un helado, en ella podemos ver como casi la totalidad de hidratos de carbono son azúcares y casi todas las grasas son saturadas.

2. <u>De qué está compuesto el alimento</u>: aquí se incluyen los conservantes, los colorantes, los antioxidantes. Es recomendable leer este apartado (aunque parezca que no entendemos nada) porque, por ejemplo, aquí es donde se indica si un alimento contiene las famosas **"grasas trans"** o **"grasas hidrogenadas"**. Éstas son grasas que se modifican químicamente para que puedan ser sólidas a temperatura ambiente (normalmente, las grasas son líquidas a temperatura ambiente, como el aceite) y, al modificarlas, hacen que sean perjudiciales para la salud y que aumenten el colesterol malo y la tensión arterial; hasta se las ha relacionado con algunos tipos de cáncer, como el de colon. En la etiqueta nutricional las grasas trans vendrán como "grasas o aceites vegetales".

Vamos a ver algunos ejemplos:

Las mismas galletas de antes, en su composición tienen:

> **INGREDIENTES:** Harina de trigo (52%), grasa vegetal (antioxidante, E-320), azúcar, harina integral de trigo (11,9%), trozos de soja caramelizada (4,5%): (semillas de soja, azúcar, jarabe de glucosa, grasa vegetal y colorante E-150A), jarabe de azúcar invertido, gasificantes (bicarbonato sódico, bicarbonato amónico, ácido málico), preparado de frutas (1,3%): (jarabe de fructosa y glucosa, humectante (glicerina), puré de manzana (0,2%), puré de naranja (0,1%), fibra de trigo, azúcar, grasa vegetal, almidón de arroz, gasificante (pectina), aroma y colorante E-100), salvado de trigo, sal, aromas.

Como vemos, son galletas que venden como integrales pero solamente llevan un 12% de harina integral, además, contienen "grasas vegetales", es decir, grasas tans.

Otro ejemplo de una etiqueta de jamón de pavo en lonchas:

> **INGREDIENTES:** pechuga de pavo (69%), agua, sal, dextrosa, azúcar, leche en polvo, proteína de soja, estabilizadores (E-450i, E-407), especias, aromas, antioxidante (ascorbato sódico), potenciador del sabor (E-621), conservador (nitrito sódico).

Si nos fijamos, podemos ver que contiene azúcar.

Ahora que ya sabemos qué tipos de nutrientes hay y cómo saber los nutrientes que lleva cada alimento, llegamos, por fin, a la pregunta:

¿Cómo tengo que comer para tratar o prevenir la enfermedad cardiovascular?

Se han hecho estudios con muchos tipos de dietas y la que mejores resultados ha dado sobre la salud cardiovascular y ha demostrado ayudar a prevenir y tratar sus factores de riesgo es la **dieta mediterránea**, cuyos pilares son las frutas, las verduras, los cereales integrales, el pescado y el aceite de oliva.

Vamos a dar unas pinceladas sobre recomendaciones dietéticas y, después, a hacer un menú semanal siguiendo estas recomendaciones:

1. **No hay ningún alimento prohibido**, hay alimentos que podremos consumir a diario y otros que solo de manera ocasional.
2. Debemos recordar que la dieta recomendada no es baja en calorías, a no ser que la persona deba perder peso, en ese caso, se deberán disminuir cantidades y evitar los alimentos que más calorías contengan.
3. El desayuno es una comida **fundamental**, no se puede afrontar el trabajo diario sin haber comido antes, ya que a nuestros órganos les faltará alimento y no rendirán tanto como pueden.
4. El desayuno debe constar de algún lácteo (leche desnatada, yogur desnatado o queso fresco), hidratos de carbono (tostada o cereales), preferiblemente integrales, y algo de fruta, aunque ésta también se puede dejar para la media mañana.

5. Es preferible hacer **5 comidas al día**, así conseguimos que nuestro organismo esté siempre procesando comida y mantenemos el metabolismo activo. Si dejamos al cuerpo mucho tiempo seguido en ayunas, éste interpretará que no vamos a comer más y se pondrá en "modo ahorro", gastando menos energía.
6. El almuerzo puede constar de una fruta o algo más contundente si lo que estamos haciendo conlleva mucho gasto de energía, por ejemplo, un oficinista puede aguantar hasta la comida con una fruta, pero un obrero necesitará un bocadillo.
7. Debemos acompañar siempre la comida con **verduras**, ya sea en ensalada, en crema, en gazpacho, verduras a la plancha, hervidas o al vapor, evitando freírlas.
8. Las legumbres, la pasta y el arroz debemos procurar tomarlos sin sofritos, con las verduras en crudo.
9. El postre de la comida debe ser, preferiblemente, una fruta o un yogur desnatado.
10. Para merendar se puede tomar alguna fruta o algo de lácteos.
11. La cena será parecida a la comida, con un primer plato de verduras y un segundo plato de carne, pescado o huevo.
12. El postre de la cena también podrá ser fruta o yogur.

Cada alimento tiene una frecuencia de consumo apropiada, que se señala en la siguiente tabla:

Alimento	Frecuencia

Legumbres	3 veces a la semana
Fruta	3 piezas al día
Verduras	2 raciones al día
Lácteos	2 raciones al día. 1 ración es: 1 vaso de leche de 200 mL 2 yogures 2 tarrinas de queso fresco de las pequeñas
Carne	2-3 veces por semana
Pescado	2-3 veces por semana
Huevos	2-3 por semana
Pasta	1-2 veces por semana
Arroz	1-2 veces por semana

A continuación vamos a diseñar, basándonos en las anteriores recomendaciones, un menú semanal considerado **cardiosaludable**:

	DESAYUNO	MEDIA MAÑANA	COMIDA	MERIENDA	CENA
Lunes	Café con leche desnatada + 1 tostada de tomate y aceite	1 manzana	Primero: gazpacho Segundo: lentejas 1 rebanada de pan Postre: 1 pera	1 vaso de leche desnatada	Primero: Ensalada Segundo: tortilla francesa 1 rebanada de pan Postre: 1 melocotón
Martes	Batido casero de fresas desnatado + 50 gramos de cereales integrales	1/2 panecillo integral con queso fresco	Ensalada de pasta 1 rebanada de pan Postre: 10 cerezas	1 yogur desnatado + 5 nueces	Primero: Hervido de berenjena Segundo: lomo a la plancha 1 rebanada de pan Postre: 1 kiwi
Miércoles	Café con leche desnatada + 1 tostada de tomate con queso fresco	3 albaricoques	Primero: ensalada Segundo: cocido + 1 rebanada de pan Postre: 1 yogur desnatado	1 plátano	Lenguado a la plancha con guisantes 1 rebanada de pan Postre: 1 rodaja de melón
Jueves	Yogur desnatado con fresas + 50 gramos de cereales + 5 nueces	Tostada con mantequilla y mermelada light	Primero: gazpacho Segundo: asado de pollo con patatas Postre: 1 manzana	1 vaso de leche desnatada	Primero: crema de calabacín Segundo: queso fresco con jamón cocido a la plancha Postre: 1 kiwi
Viernes	Café con leche desnatada + 1 tostada de tomate y aceite	1 rodaja de sandía	Plato único: ensalada de alubias 1 rebanada de pan Postre: 1 melocotón	1 vaso de leche con cereales	Primero: verduras a la plancha Segundo: tortilla de patatas Postre: 10 cerezas
Sábado	Batido casero de plátano desnatado + 4 galletas María	Berberechos y cerveza sin alcohol	Paella de conejo Postre: bizcocho casero de naranja	1 yogur desnatado + 5 nueces	Primero: crema de calabaza Segundo: pechuga de pollo + patatas cocidas Postre: 1 manzana
Domingo	Café con leche + 1 tostada de tomate y jamón (sin tocino)	M al vapor y 1 copa de vino tinto	Primero: ensalada de tomate Segundo: asado de pescado con patatas Postre: 1 rodaja de melón	1/2 panecillo con chocolate puro	Primero: hervido de judías Segundo: tortilla de calabacín 1 rebanada de pan Postre: 1 kiwi

Como vemos en el ejemplo, de vez en cuando se puede hacer alguna **excepción**. Las ensaladas deben estar formadas básicamente por verduras (lechuga, tomate, zanahoria, pepino, etc.) y aderezadas con aceite de oliva, poca sal y vinagre o especias, sin embargo, en alguna ocasión podemos añadirles un toque de gracia con unos frutos secos (nueces o avellanas), maíz, alguna aceituna o un poco de queso fresco (si es que vemos que no vamos a tomar todos los lácteos que necesitamos en el día).

En referencia a lo que ya se ha explicado, este ejemplo de dieta no es hipocalórica, sino cardiosaludable, que son dos conceptos distintos. A continuación veremos cómo adaptar el menú anterior a una persona que quiere perder peso.

	DESAYUNO	MEDIA MAÑANA	COMIDA	MERIENDA	CENA
Lunes	Café con leche desnatada + 1 tostada integral con tomate y aceite de oliva	1 manzana	Primero: gazpacho Segundo: lentejas 1 rebanada de pan Postre: 1 pera	1 vaso de leche desnatada	Primero: Ensalada Segundo: tortilla francesa 1 rebanada de pan Postre: 1 melocotón
Martes	Batido casero de fresas (con leche desnatada) + 50 gramos de cereales integrales	Pan integral con 1 tarrina de queso fresco	Plato único: Ensalada de pasta + 1 rebanada de pan Postre: 10 cerezas	1 yogur desnatado	Primero: Hervido de berenjena Segundo: pechuga a la plancha 1 rebanada de pan Postre: 1 kiwi
Miércoles	Café con leche desnatada + 1 tostada de tomate con 1 tarrina de queso fresco	3 albaricoques	Primero: ensalada Segundo: cocido Postre: 1 yogur desnatado	1 plátano	Primero: guisantes Segundo: lenguado a la plancha Postre: 1 rodaja de melón
Jueves	Yogur desnatado con fresas y 30 gramos de cereales	Tostada pequeña con mermelada light	Primero: gazpacho Segundo: pechuga de pollo a la plancha con judías Postre: 1 manzana	1 vaso de leche desnatada	Primero: crema de calabacín Segundo: queso fresco con jamón cocido a la plancha Postre: 1 kiwi
Viernes	Café con leche desnatada + 1 tostada de tomate y 1 cucharada de postre de aceite	1 rodaja de sandía	Plato único: ensalada de alubias Postre: 1 melocotón	1 vaso de leche desnatada	Primero: verduras a la plancha Segundo: tortilla francesa Postre: 10 cerezas
Sábado	Batido casero de plátano con leche desnatada y 2 galletas María	Pan integral con tomate	Plato único: ensalada de arroz Postre: 1 naranja	1 yogur desnatado + 30 gramos de cereales	Primero: crema de calabaza Segundo: merluza con guisantes Postre: 1 manzana
Domingo	Café con leche + 1 tostada de tomate con jamón (sin tocino)	1 pera	Primero: ensalada de tomate Segundo: asado de pescado con patatas Postre: 1 rodaja de melón	1/2 panecillo integral con mermelada light	Primero: hervido de judías Segundo: tortilla de calabacín Postre: 1 kiwi

Como podemos observar, se han cambiado muy pocas cosas, restringiendo el pan de algunas comidas y también los frutos secos y las comidas algo más grasas. El resto de platos son tanto cardiosaludables como bajos en calorías.

EL EJERCICIO FÍSICO EN LA ENFERMEDAD CARDIOVASCULAR

Sobre el ejercicio físico hay varias cosas que tenemos que saber. En primer lugar, los tipos de ejercicios que existen:

1. Ejercicio aeróbico: es el ejercicio de moverse, como caminar, natación, correr, jugar al tenis, bicicleta, elíptica. Es el que se suele recomendar para bajar de peso.
2. Ejercicio de fuerza: pesas, máquinas de gimnasio, abdominales, sentadillas, etc. Es el que se recomienda para ganar masa muscular.
3. Estiramientos: siempre deben hacerse tras practicar ejercicio, sea del tipo que sea. Ayudan a mantener la flexibilidad.

Lo ideal sería realizar de los 3 tipos de ejercicio físico a lo largo de la semana. En general, se recomienda hacer **al menos 150 minutos de ejercicio aeróbico a la semana** y no pasar más de 72 horas sin hacer ejercicio, ya que, tras esos 3 días, se pierden los efectos beneficiosos de la actividad sobre el metabolismo. Esto equivaldría a:

- ✓ 20-25 minutos al día
- ✓ 30 minutos 4 días a la semana
- ✓ 50 minutos 3 días a la semana

De todas formas, debemos recordar que eso es lo mínimo, a partir de ahí, se puede ampliar todo lo que se desee, sobre todo si uno de los objetivos que se persiguen es perder peso.

¿Qué beneficios tiene el ejercicio?

- ✓ Sobre la diabetes: **mejora la resistencia a la insulina**, por lo que, las cifras de glucosa mejorarán en la sangre y las personas tratadas con insulina podrán ponerse menores cantidades. Además, si hacemos ejercicio después de una comida importante, podremos bajar bastante las cifras de azúcar en la sangre tras la misma.
- ✓ Sobre la tensión: disminuye las cifras de tensión, tanto en reposo como durante los esfuerzos.
- ✓ Sobre el colesterol y los triglicéridos: sube las cifras de colesterol bueno, baja las cifras de colesterol malo y también las

de triglicéridos, aunque es cierto que para que esto ocurra, el ejercicio debe ser más constante y más intenso que para ver las mejoras en la diabetes y la tensión.

- ✓ Sobre el estado general: el ejercicio libera endorfinas, que ayudan a que tengamos mejor humor, estemos más satisfechos con nosotros mismos y durmamos mejor.

Bueno y, por último, el efecto que todos conocemos, el gasto energético, que ayuda a **perder peso** o, por lo menos, a mantenerlo. En realidad, el ejercicio no quema tantas calorías como podemos pensar a priori, vamos a ver algunos ejemplos:

- Media hora de bicicleta quema unas 190-240 calorías (dependiendo de la persona). Un cono de helado industrial tiene 255 calorías.
- Una hora caminando en llano a paso rápido quema unas 210-250 calorías. Una empanadilla tiene 263 calorías.
- Correr durante 45 minutos quema entre 400 y 450 calorías. Una ensalada césar con aliño tiene 625 calorías.

Esto no quiere decir que nos debamos desanimar a la hora de hacer ejercicio, sino que tenemos que ser un poco más conscientes, tanto de lo que comemos como de lo que gastamos.

¿Todas las personas pueden realizar todos los tipos de ejercicio?

Evidentemente, la respuesta es no. El ejercicio debe ir **adaptado a la persona**, a su edad y a sus limitaciones físicas, por ejemplo, un chico de 20 años sin ninguna enfermedad puede salir a correr, jugar al tenis o hacer bicicleta, caminar para él sería un ejercicio muy leve, sin embargo, para una mujer de 70 años, con sobrepeso, a la que le duelen las rodillas y se fatiga, caminar es un ejercicio excepcional.

Cuando una persona con riesgo cardiovascular o enfermedad cardiovascular se plantea comenzar a hacer ejercicio físico puede ser que necesite consultarlo con su médico, sobre todo si el ejercicio va a ser intenso, para que el médico valore si tiene que hacer alguna prueba antes de que comience el programa de ejercicio. Las personas que deben consultar con el médico son las que cumplan alguno de los siguientes requisitos:

- ✓ Diabetes de más de 10 años de evolución
- ✓ Asociación de varios factores de riesgo cardiovascular (tabaquismo, diabetes, hipertensión, hipercolesterolemia, hipertrigliceridemia, etc.)
- ✓ Pacientes que hayan tenido un infarto o un ictus
- ✓ Pacientes que tengan alguna complicación derivada de la diabetes o la hipertensión, ya sea de la retina, del riñón o los nervios periféricos, una sobrecarga del corazón, etc.

✓ Personas que tengan dolor en las pantorrillas al caminar

A la hora de elegir el tipo de ejercicio que se va a hacer debemos tener en cuenta:

- ✓ <u>Nuestros gustos:</u> si me gusta salir en bicicleta pero no me gusta nada correr, mejor me propongo hacer bicicleta, ya que, si no, lo abandonaré a la primera de cambio.
- ✓ <u>Nuestra disponibilidad de horarios:</u> si bien es cierto que en la actualidad todo el mundo está muy ocupado, es fundamental sacar algo de tiempo para la práctica de ejercicio, ya sea levantándonos un rato antes por la mañana, acostándonos un rato después por la noche o quitándonos la hora de descanso de después de la comida, por ejemplo. Algunos trucos son ir a trabajar andando o en bicicleta o aparcar a medio camino y andar el resto, hacer todos los recados caminando (comparar, recoger a los niños, etc.).
- ✓ <u>Nuestra capacidad:</u> si una persona tiene limitaciones para hacer ejercicio porque tiene dolor de rodillas o porque se fatiga, tendrá que encontrar el ejercicio adecuado para ella (por ejemplo, a las personas con mucho exceso de peso les vienen bien los ejercicios en el agua) y el tiempo máximo que puede hacerlo, así, si puede caminar durante 10 minutos seguidos sin problemas, podrá **dividir el ejercicio** del día en tandas de 10 minutos y hacer 10 minutos por la mañana, 10 por la tarde y 10 por la noche, por ejemplo. Otro truco, para las personas que

apenas pueden moverse o salir de la casa, es caminar 5 minutos cada vez que oigan las campanadas, es decir, desde que se levantan hasta que se acuestan, caminar 5 minutos cada hora.

Se trata de adaptar el ejercicio a la persona para intentar no abandonarlo a la más mínima. Una opción para mantener la motivación, son las **pulseras de actividad**, que cuentan los pasos que damos en un día, la distancia recorrida y las calorías quemadas.

Es importante que todos los diabéticos que puedan tener un bajón de azúcar durante la práctica de ejercicio (principalmente, los que llevan tratamiento con insulina) lleven una **chapa o una pulsera identificativas**.

SOBRE LOS AUTORES

Somos una especialista en Endocrinología y Nutrición y un especialista en Cardiología que piensan que la mejor forma de tratar y prevenir la enfermedad cardiovascular es, precisamente, a lo que menos atención se le presta, la alimentación y el ejercicio.

www.ingramcontent.com/pod-product-compliance
Lightning Source LLC
Chambersburg PA
CBHW040339220526
45473CB00009B/2734